BEI GRIN MACHT SICH IHR WISSEN BEZAHLT

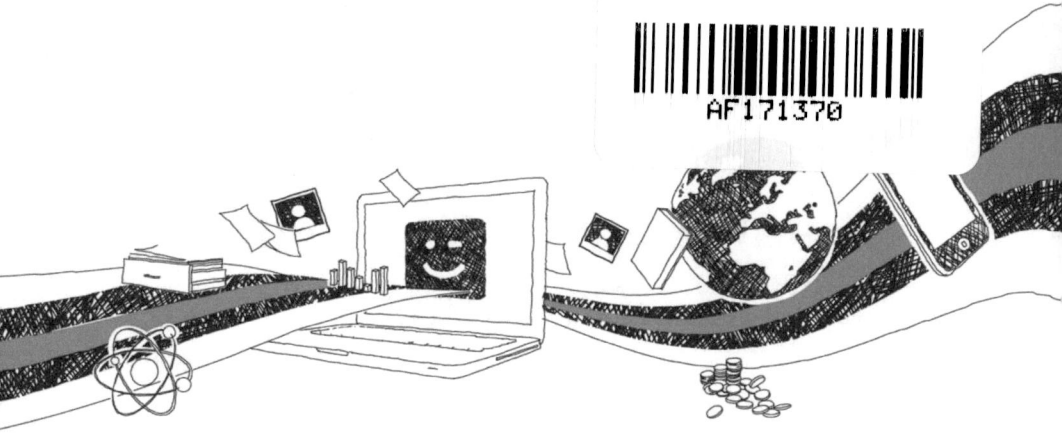

- Wir veröffentlichen Ihre Hausarbeit, Bachelor- und Masterarbeit

- Ihr eigenes eBook und Buch - weltweit in allen wichtigen Shops

- Verdienen Sie an jedem Verkauf

Jetzt bei www.GRIN.com hochladen und kostenlos publizieren

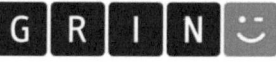

Der Umgang mit kulturellen, sozialen und emotionalen Einflüssen auf das Ernährungsverhalten in der Beratung

Bibliografische Information der Deutschen Nationalbibliothek:

Die Deutsche Nationalbibliothek verzeichnet diese Publikation in der Deutschen Nationalbibliografie; detaillierte bibliografische Daten sind im Internet über http://dnb.d-nb.de abrufbar.

ISBN: 9783389086100
Dieses Buch ist auch als E-Book erhältlich.

© GRIN Publishing GmbH
Trappentreustraße 1
80339 München

Alle Rechte vorbehalten

Druck und Bindung: Books on Demand GmbH, Norderstedt Germany
Gedruckt auf säurefreiem Papier aus verantwortungsvollen Quellen

Das vorliegende Werk wurde sorgfältig erarbeitet. Dennoch übernehmen Autoren und Verlag für die Richtigkeit von Angaben, Hinweisen, Links und Ratschlägen sowie eventuelle Druckfehler keine Haftung.

Das Buch bei GRIN: https://www.grin.com/document/1515279

Bachelor of Science Ernährungswissenschaften

Fallstudie

DLBEWES01 - Ernährungssoziologie

Aufgabenstellung 1: Der Umgang mit kulturellen, sozialen und emotionalen Einflüssen auf das Ernährungsverhalten in der Beratung

Inhaltsverzeichnis

Abbildungsverzeichnis III

1 Einleitung 1

2 Fallbeschreibung 1

    2.1 Vorhandene Daten 1

3 Die Kultur Indiens 2

4 Beratungsrelevante Informationen 3

    4.1 Emotionen auf das Essverhalten 3

    4.2 Speisenzubereitung 4

    4.3 Ernährungsverhalten 4

    4.4 Rituale 4

    4.5 Weitere zu berücksichtigende Aspekte 5

5 Analyse der Daten 5

    5.1 Offenes Gespräch 5

    5.2 Wiegeprotokoll 6

6 Ernährungsempfehlungen 7

    6.1 Empfehlungen für die Patientin 7

    6.2 Empfehlungen für den Sohn und die Tochter 8

7 Fazit 9

Anhang 11

Literaturverzeichnis IV

Abbildungsverzeichnis

Abbildung 1: Wiegeprotokoll 7

1 Einleitung

Die Esskultur von Menschen wird stark durch die Gesellschaft, in die sie hineingeboren werden und leben, geprägt. Dazu zählen die sozioökonomischen Faktoren sowie andere Faktoren wie Geografie und Religion. Aus diesem Grund haben Migrantinnen und Migranten häufig ein anderes Ernährungsverhalten als die einheimischen Menschen. Hier lässt sich die Produktauswahl sowie die Kombination und Verarbeitung von Lebensmitteln nennen. Sie nehmen vermehrt Kohlenhydrate zu sich und haben andere Vorstellungen über die Zusammensetzung der Mahlzeiten und über die Portionsgrößen. Alle Lebensmittelbestandteile, die ein Mensch zu sich nimmt, hängen von seiner Kultur ab. Dabei soll auch die sozialintegrative Bedeutung des Essens nicht vergessen werden (Barakat & Şat, 2020, S. 705).

In Deutschland gab es mit Stand 2021 ungefähr 22,3 Millionen Menschen mit Migrationshintergrund. Dies entspricht einem Zuwachs von 2,0 % gegenüber dem Vorjahr. Durch diesen hohen Anteil an Migrantinnen und Migranten zeigt sich eine größere kulturelle Vielfalt in Deutschland mit gleichzeitigen Herausforderungen für das Gesundheitswesen. Das Risiko, an Diabetes Mellitus Typ 2 zu erkranken, ist laut zahlreichen europäischen und amerikanischen Studien bei Menschen mit Migrationshintergrund höher als bei einheimischen Personen. Sie erkranken 5-10 Jahre früher und häufiger daran (Aydınkoç-Tuzcu et al., 2023, S. 288).

Die vorliegende Fallstudie beschäftigt sich mit dem Umgang von kulturellen, sozialen und emotionalen Einflüssen auf das Ernährungsverhalten in der Beratung. Das Vorhaben dieser Studie zielt darauf ab, ein ganzheitliches Konzept für eine Ernährungsberatung zu entwickeln. Am Beispiel einer Patientin, die aus Südindien stammt, werden unter Berücksichtigung von kulturellen, sozialen und emotionalen Werten und Normen, wichtige Aspekte erläutert.

Nach der Einleitung werden im Kapitel 2 die vorhandenen Daten der Patientin und ihrer Familie vorgestellt. Das Kapitel 3 beinhaltet Informationen über die indische Kultur, die wichtig für die Beratung der Patientin ist. Im Anschluss werden wichtige Aspekte für eine erfolgreiche Beratung aufgezeigt. Im Kapitel 5 werden weitere Daten anhand eines offenen Gesprächs analysiert und eine geeignete Ernährungserhebungsmethode eingesetzt. Die Empfehlungen für die Patientin und ihre Familienmitglieder finden sich in Kapitel 6 und im Fazit erfolgt eine Zusammenfassung der Ergebnisse.

2 Fallbeschreibung

Folgende Daten der Patientin und ihrer Familie sind bekannt.

2.1 Vorhandene Daten

Die Patientin, Mitte vierzig, ist aus beruflichen Gründen vor 8 Jahren mit ihrer Familie aus Südindien nach Berlin gezogen. Sie lebt mit ihren Schwiegereltern, ihrem Ehemann sowie ihrer 14-jährigen Tochter und ihrem 17-jährigen Sohn zusammen. Die Familie zählt zu der Kaste der Brahman. Die Patientin und ihr Ehemann sind Vollzeit berufstätig. Die traditionell eingestellte Schwiegermutter übernimmt das Kochen. Außerdem leidet die Patientin an Diabetes Mellitus Typ 2, hat bisher aber keine Vorstellung, wie diese Erkrankung mit ihrem Ernährungsverhalten zusammenhängt. Traditionelle südindische Feste werden in der Familie weiterhin gefeiert, inklusive der dazugehörigen Speisen. Ihr Sohn möchte nicht der traditionellen, vegetarischen Ernährungsweise folgen und ihre Tochter ernährt sich ausschließlich vegan, klagt aber ständig über Müdigkeit und Lustlosigkeit. Die Patientin sorgt sich um ihre Kinder und bittet um Empfehlungen, sie selbst fühlt sich eigentlich gesund.

3   Die Kultur Indiens

Um die Patientin erfolgreich beraten zu können, ist es von Vorteil sich im Vorhinein mit der Kultur von Indien auseinander zu setzen.

Indien ist ein Land, welches meist auf zwei Dinge beschränkt wird. Den Hinduismus und das Kastenwesen (Michael & Baumann, 2016, S. 9). Auch die Patientin und ihre Familie gehören einem Kastenwesen an. Der Begriff „Kaste" umfasst folgende zwei Konzepte. Varna und Jati. Beide Begriffe sind an Abstammung gekoppelt, aber unterschiedlich gelagert. Varna bezeichnet die Aufteilung in Schichten (Müller, 2024, S. 43). An der Spitze der Schichten stehen die gelehrten Brahmanen (brahmin), gefolgt von den Kriegern (kschatriya), den Händlern (vaishya) und den Bediensteten (shudra). Ganz unten befindet sich die große, verarmte Schicht der „Unberührbaren". Grundsätzlich gilt für das Kastensystem, dass ein Wechsel aufgrund der Wiedergeburtslehre nicht möglich ist (Michael & Baumann, 2016, S. 9). Jati wiederum bedeutet Geburt, Entstehung. Darunter versteht man eine soziale Einheit, in der die Mitglieder gemeinsame Merkmale besitzen, die sich von anderen Jatis unterscheiden. Durch die Zugehörigkeit zu einer Jati wird dem Menschen seine Identität sowie seine Berufstätigkeit zugewiesen (Jürgenmeyer & Rösel, 2010, S. 208).

Reinheit und Unreinheit haben in der Kultur Indiens eine große Bedeutung. Hier stehen die Jatis in einer Hierarchie. Als unrein wird jener bezeichnet, der gegen einen brahmanisch sanktionierten Verhaltenscode verstößt. Dazu zählt z.B. der Verzehr von Fleisch und das Töten von Tieren. Der Grad der Reinheit bzw. Unreinheit wird aber nicht nur durch die Tätigkeit bestimmt, sondern auch durch die Abstammung. Das bedeutet, dass Nachkommen von unreinen Eltern ebenso unrein sind. Reinheit hingegen bedeutet Ordnung und Ritual (Jürgenmeyer & Rösel, 2010, S. 208–209).

Die indische Kultur folgt dem Konzept von Ayurveda. Ayurveda betrachtet den Menschen als Ganzes, in dessen Mittelpunkt die Herstellung des körperlichen Gleichgewichts liegt. Ayurvedische Produkte bestehen grundsätzlich nur aus pflanzlichen Materialien (Bundesamt für Verbraucherschutz und Lebensmittelsicherheit & Bundesinstitut für Arzneimittel und Medizinprodukte, 2020, S. 7). Besonders an der indischen Ernährung ist der ayurvedische Ansatz. Essen dient nicht nur zur Nahrungsaufnahme, sondern auch dem Wohlbefinden der Seele. Daher werden in der indischen Küche viele Heilkräuter und aromatische Gewürze verwendet, die als gesundheitsfördernd gelten. Eine sehr bekannte Gewürzmischung mit vielen heilenden Eigenschaften ist Garam Masala (Die Techniker, 2024a). Grundlegende Nahrungsmittel sind Weizen, Reis und Hülsenfrüchte sowie Kartoffeln,

Zwiebeln, Ölsaaten, Mangos und Bananen. Des Weiteren kommen verschiedenste Gewürze, wie z.B. Chili, Pfeffer, Kardamom, Ingwer, Koriander, Kurkuma, Nelken, Zimt und Knoblauch in der Nahrungszubereitung vor (Heidenhof, 2014, S. 1). Besonderes an der ayurvedischen Ernährung ist, dass nur so viel gegessen wird, was auch verdaut werden kann. Sie muss ausgeglichen sein, um Körper und Geist gut zu ernähren. Die Lebensmittel, die dabei verwendet werden, sollten natürlich gewachsen und reif sein sowie alle Geschmacksrichtungen enthalten (Leitzmann, 2018, S. 428). Das Konzept der Hierarchie spielt bei der Ernährungsweise eine große Rolle. Die an der Spitze der Hierarchie stehende Kaste der Brahman ernährt sich ausschließlich vegetarisch (Geiger, 2007, S. 26). Stattdessen werden vermehrt Milch und Molkereierzeugnisse verzehrt. Dies lässt sich vermutlich darauf zurückführen, dass die Kuh für die Hindus heilig und unantastbar ist. Der Himmel wird als Himmelskuh dargestellt, die kosmische Urmutter (Heidenhof, 2014, S. 1–3).

4 Beratungsrelevante Informationen

In diesem Kapitel werden einige Aspekte erläutert, die für eine erfolgreiche Beratung beachtet werden sollen.

4.1 Emotionen auf das Essverhalten

Emotionen und Essverhalten liegen eng beieinander und spielen beim Menschen eine große Rolle. Zu dieser Beziehung lässt sich sagen, dass Emotionen das Essverhalten verändern und das Essverhalten Emotionen verändert. Die emotionale Steuerung der Nahrungsauswahl scheint bei der Patientin von Bedeutung zu sein. Das bedeutet, dass die nahrungsbezogenen emotionalen Reaktionen an der Steuerung der Nahrungsauswahl beteiligt sind. Wenn die Reaktionen positiv sind, fördert dies die Nahrungsaufnahme. Sind sie hingegen negativ, hemmen sie die Nahrungsaufnahme (Macht, 2005, S. 304). Dies zeigt sich bei der Patientin durch den Verzicht auf Fleisch, da ansonsten Unreinheit vorliegt. Auch die assoziativen Effekte spielen hier eine wichtige Rolle. Nahrungsreize sind mit verschiedenen Vorstellungen verknüpft (Macht, 2005, S. 306). In Bezug auf die Brahmanin zeigt sich dies durch den Verzehr von Milch und Molkereierzeugnissen, da die Kuh heilig und unantastbar ist sowie durch den Verzehr von Heilkräutern und Gewürzen, die heilende Eigenschaften besitzen. Da die traditionell eingestellte Schwiegermutter das Kochen übernimmt und die Patientin dies vermutlich als Unterstützung im Haushalt sieht sowie dies die Beziehung zwischen den beiden stärkt, kann man davon ausgehen, dass die Patientin positive Emotionen mit dem Essen verbindet.

Um herauszufinden, wie Emotionen das Essverhalten verändern, müssen Emotionsmerkmale und Personenmerkmale berücksichtigt werden. Dazu zählen z.B. die Essgewohnheiten (Macht, 2005, S. 304). Aus diesem Grund werden diese Aspekte durch Fragen zusammengefasst (Anhang I) und im weiteren Verlauf der Beratung berücksichtigt.

4.2 Speisenzubereitung

Bei den Brahmanen gelten strikte Schutzvorrichtungen. Die Küche darf für Fremde nicht zugänglich sein und ist deshalb weiter entfernt von den anderen Wohnräumen. Ebenso gilt für das Zubereiten von Mahlzeiten zuhause, dass ein Familienmitglied, meistens die Frau, kocht. In diesem Fall ist es die Schwiegermutter. Der Küchenboden wird mit Kuhdung desinfiziert. Da beim Essen höchste Reinheit besteht, werden Gefäße verwendet, die gut zu reinigen sind und über Härte und Unversehrtheit verfügen. Deshalb werden Eisen-, Bronze- oder Silbergefäße verwendet. Getrunken wird aus der reinen, rechten Hand. Zuerst wird der Mann von der Frau bedient, dann bekommen die anderen Familienmitglieder ihre Speisen. Gegessen wird mit der rechten Hand, da die linke Hand als verunreinigt gilt. Grund dafür ist, dass die linke Hand zum Säubern auf der Toilette benutzt wird. Nach dem Essen werden die Hand und der Mund mit Wasser gereinigt (Rösel, 2010). Hier zeigt sich, dass sich die soziale Hierarchie zwischen den Schichten auf dem Gebiet des Kochens widerspiegelt (Barlösius, 2016, S. 169).

4.3 Ernährungsverhalten

Sich zu ernähren ist eine Tätigkeit, die stark von der Kultur beeinflusst wird. Natürlich muss sich der Mensch ernähren, aber wie er dies ausführt, beruht auf der Grundlage seiner Kultur (Barlösius, 2016, S. 44–45). Das bedeutet, dass das Ernährungsverhalten stark von gesellschaftlichen Rahmenbedingungen, Normen und Werten abhängt. Dafür gibt es zwei Bereiche. Zum einen die Auswahl der Lebensmittel, die durch Traditionen und Bräuche beeinflusst wird und zum anderen die Gestaltung des Körpers, die durch die Werte und Normen verinnerlicht wird (Brombach, 2011, S. 322). Grundsätzlich kann man die Lebensmittel in folgende Gruppen einteilen. Grundnahrungsmittel, ergänzende Lebensmittel und Accessoires (Koctürk, 1995, S. 2). Zu den indischen Grundnahrungsmitteln zählen vor allem Reis, Weizenbrot (Nan, Chapati) und gefüllte Teigtaschen (Roti). Getrunken wird häufig Lassi, ein dickflüssiges und süßes Joghurtgetränk, oder Tee mit Milch und Honig/Zucker (Barakat & Şat, 2020, S. 712). Zu den ergänzenden Lebensmitteln zählen die vier Gruppen Fleisch/Fisch/Eier, Milch/Käse, Gemüse und Hülsenfrüchte. In Indien werden die Grundnahrungsmittel Reis und Brot mit den ergänzenden Lebensmitteln wie Gemüse und einigen Hülsenfrüchten kombiniert. Sie können aber auch ausgetauscht werden. Die Accessoires spielen eine untergeordnete Rolle. Hierzu zählen z.B. Gewürze, Kräuter und Fette (Koctürk, 1995, S. 3). Die Beraterin sollte sich genau mit den traditionellen Ernährungsgewohnheiten auseinandersetzen. Vor allem Flexibilität in der Beratungsmethode, Empathie und Kultursensibilität stehen dabei im Vordergrund (Barakat & Şat, 2020, S. 709).

4.4 Rituale

Das Leben des Brahmanen ist geprägt von unzähligen Riten. Hier gibt es z.B. das Eheschließungsritual und die Durchführung des Totenrituals. Im eigenen Haus ist es die religiöse Pflicht des Haushalters bzw. Familienvaters, am Morgen und am Abend die Familiengottheit zu verehren. Als Symbol der Reinheit an die Gottheit wird Feuer verwendet. Ebenso kann die Verehrung einer Gottheit öffentlich in einer Gottesdienstgemeinde stattfinden (Hutter, 2011, S. 21). Ob die Patientin und ihre Familie derartigen Ritualen nachgehen, sollte im Laufe der Beratung erfragt werden und dann bei den Empfehlungen berücksichtigt werden.

4.5 Weitere zu berücksichtigende Aspekte

Weitere Aspekte, die in der Beratung berücksichtigt werden müssen, sind die Kultur und die Religion. Da die Patientin und ihre Familie traditionell südindische Feste feiern, muss dieser Aspekt bei der Beratung beachtet werden. Wichtig für die Beraterin ist es, zu wissen, ob und wie aktiv die Patientin eine Religion praktiziert sowie Traditionen ausführt (Wurzbacher, 2011, S. 127).

Außerdem kann Migration das Auftreten von Krankheiten begünstigen und muss ebenso berücksichtigt werden. Durch den kulturellen Hintergrund der Migrantinnen und Migranten und in manchen Fällen die mangelnde Sprachkompetenz, der niedrige sozioökonomische Status sowie Schwierigkeiten im kulturellen Anpassungsprozess werden Vorsorgeuntersuchungen und Präventionsmaßnahmen nur selten in Anspruch genommen (Aydınkoç-Tuzcu et al., 2023, S. 288–289). Daher auch das erhöhte Risiko für Diabetes Mellitus Typ 2 und kardiovaskuläre Erkrankungen.

Die Ernährungsberatung muss für die Patientin ein individueller Prozess sein, um ein erfolgreiches Ergebnis daraus ziehen zu können. Vor allem bei der in Deutschland lebenden Brahmanin müssen die kulturellen, emotionalen und religiösen Aspekte berücksichtigt werden. Aus diesem Grund muss sich die Beraterin mit diesen Aspekten auseinandersetzen, um der Patientin Empathie und Toleranz zu zeigen (Wurzbacher, 2012, S. 33).

5 Analyse der Daten

Folgende Methoden werden eingesetzt, um weitere Informationen über die Patientin zu erfahren.

5.1 Offenes Gespräch

Im offenen Gespräch sollen weitere Daten der Patientin eingeholt werden. Voraussetzungen für ein erfolgreiches Gespräch sind angenehme Rahmenbedingungen und eine freundliche Gesprächsatmosphäre. Die Beraterin stellt der Patientin Fragen (Anhang I), um Informationen über die in Deutschland lebende Brahmanin zu erhalten. Ziel ist, die Patientin zu unterstützen sowie ihr Leben nach ihren eigenen, individuellen Wünschen und Zielen auszurichten. Um ein erfolgreiches Gespräch zu führen, sollte sich die Ernährungsberaterin über den Gesprächsverlauf im Klaren sein. Wichtig für den Beginn ist ein sogenanntes Warmwerden, in dem sich die beiden Gesprächsteilnehmerinnen zunächst kennenlernen und Vertrauen aufbauen. Die Beraterin stellt Fragen und hört der Patientin aufmerksam zu (Hirsch, 2008, S. 354–358). Da die Patientin aus Südindien kommt, ist während des Gespräches große Flexibilität in der Beratungsmethodik, Empathie und Kultursensibilität gefragt. Eine kultursensible Beratung kann die Compliance verbessern (Barakat & Şat, 2020, S. 709). Im Gesprächsverlauf sollen noch weitere Anamnesedaten der Patientin eingeholt werden.

Durch die Anamnese kann die Beraterin Probleme und Risiken erkennen und Empfehlungen aussprechen, die den Zielen und Bedürfnissen der Patientin entsprechen. Dazu zählen die allgemeinen Anamnesedaten wie Alter, Gewicht und Körpergröße, gefolgt von medizinischen Vorgeschichten, Genussmitteln wie Kaffee, Tee, Alkohol und Tabak sowie Stress und körperliche Aktivität (Fachgesellschaft für Ernährungstherapie und Prävention (FET), 2024).

Da die Patientin keine Vorstellung darüber hat, was Diabetes Mellitus für ihr Ernährungsverhalten bedeutet, ist in diesem Gespräch ebenso wichtig, dass die Patientin Kenntnisse über den Diabetes Mellitus erlangt. Sie sollte sich über die möglichen Folge- und Begleiterkrankungen und den Zusammenhang zwischen der Erkrankung, der Ernährung und ihrem Lebensstil bewusst werden (Aydınkoç-Tuzcu et al., 2023, S. 291). Im Gespräch erklärt die Beraterin der Patientin was Diabetes Mellitus Typ 2 ist und klärt sie über mögliche Folgeerkrankungen auf. Die Erkrankung ist gekennzeichnet durch eine chronische Hyperglykämie in der Folge einer Insulinresistenz. Durch diese chronische Hyperglykämie können Folgeerkrankungen wie koronare Herzkrankheit, zerebrovaskuläre Insuffizient und arterielle Verschlusskrankheiten auftreten (Fritsche & Elbelt, 2018, S. 664).

5.2 Wiegeprotokoll

Um Informationen über die Ernährung der Patientin zu erhalten, wird eine Ernährungserhebungsmethode eingesetzt. Die Auswahl der geeigneten Methode hängt von verschiedensten Faktoren ab, wie z.B. die Fragestellung und die Zielgruppe (Straßburg, 2010, S. 422–427). Da die Patientin an Diabetes Mellitus Typ 2 leidet, eignet sich das Wiegeprotokoll bei der Brahmanin sehr gut, da die Energie- und Nährstoffzufuhr genau erfasst wird. Es gehört zu den direkten, prospektiven Methoden, bei denen direkt der aktuelle Verzehr der Person erhoben wird (Straßburg, 2010, S. 422). Die Art und Menge der Lebensmittel, die verzehrt werden, werden über einen Zeitraum von bis zu sieben Tagen protokolliert. Da diese Methode sehr zeitaufwendig ist und die Genauigkeit mit zunehmenden Tagen abnehmen kann, setzt die Beraterin das Wiegeprotokoll zunächst für vier Tage ein. Bei der Wiegemethode werden die aufgenommenen Lebensmittel vor dem Verzehr genau beschrieben und gewogen. Zu der Beschreibung zählen Angaben zur Sorte, Fettgehaltsstufe, Zubereitung, Conveniencegrad, Markenname sowie Angaben zur Verpackung (Straßburg, 2010, S. 427). Besonders wichtig ist, dass die Ernährungsberaterin der Patientin die Wiegemethode ausführlich erklärt, da dadurch die Qualität der Erhebung stark beeinflusst wird. Zudem ist für diese Methode eine Waage erforderlich. Sollte die Patientin keine Waage besitzen, stellt die Beraterin ihr eine zur Verfügung. Diese ist notwendig, um die Ergebnisse vergleichen zu können. Ein großer Vorteil des Wiegeprotokolls ist, dass es unabhängig vom Erinnerungsvermögen der Patientin ist, da die Art und Menge der verzehrten Lebensmittel direkt in das Protokoll eingetragen werden. Zu den Daten im Wiegeprotokoll zählen die Uhrzeit und der Ort der Nahrungsaufnahme, die Lebensmittel und Getränke, die zu sich genommen werden, die Verpackung und der Zustand beim Einkauf. Ebenso wichtig ist die Art der Zubereitung, die Menge, die tatsächlich verzehrt wird und die Menge, die nicht verzehrt wird (Straßburg, 2010, S. 427–428). Nachfolgend ist ein Beispiel für ein Wiegeprotokoll aufgeführt.

Abbildung 1: Wiegeprotokoll

Wochentag: Datum:

Mo Di Mi Do Fr Sa So

(bitte ankreuzen)

Uhrzeit	Ort	Lebensmittel und Getränke (Produktbezeichnung, Markenname, Fettgehalt, Vitaminzusätze etc.)	Verpackung bei Einkauf	Zustand bei Einkauf	Zubereitungsverfahren	Verzehrfertige Menge (kg, g, mg, bzw. L, mL)	Restmenge/ Abfall

Quelle: eigene Darstellung in Anlehnung an (Straßburg, 2010, S. 427)

Nachdem die Ernährungsberaterin das Gespräch mit der Patientin geführt hat und ausreichend Informationen über die Situation erhalten hat, kann sie nun erste Empfehlungen aussprechen. Im nächsten Kapitel folgen Empfehlungen für die Patientin und anschließend werden weitere Empfehlungen für den Sohn und die Tochter der Patientin ausgesprochen.

6 Ernährungsempfehlungen

Die Beraterin teilt der Patientin folgende Empfehlungen mit.

6.1 Empfehlungen für die Patientin

Der Patientin wird eine gesunde, ausgewogene Ernährung empfohlen. Dabei werden die bisherigen Ernährungsgewohnheiten und Ernährungsvorlieben der Patientin berücksichtigt (Fritsche & Elbelt, 2018, S. 666). Da sich die Kaste der Brahman vegetarisch ernährt und somit auch die Patientin, empfiehlt es sich diese Kostform beizubehalten. Die vegetarische Kostform ist eine vollwertige Ernährung ohne Fleisch, Fisch und Fischerzeugnissen, sowie Stoffe, die vom getöteten Tier stammen. Umsetzen kann die Patientin die Kostform durch eine abwechslungsreiche Auswahl an pflanzlichen Lebensmitteln ergänzt durch Milch und Milchprodukte. Weitere Lebensmittel, die die Patientin in ihre Speisen integrieren kann, sind Gemüse, Hülsenfrüchte, Obst, Nüsse, Samen, Vollkornprodukte und Pflanzenöle/-fette. Dadurch kann eine ausreichende Nährstoffzufuhr gewährleistet werden (Hauner et al., 2019, S. 388). Da die aus Südindien stammende Patientin an Diabetes Mellitus Typ 2 leidet, sollte sie kohlenhydrathaltige Lebensmittel mit geringer Plasmaglukose erhöhender Wirkung wählen. Eine kohlenhydratärmere Kost mit 40 Energie-% aus Kohlenhydraten ist zu empfehlen (Hauner et al., 2019, S. 393). Das ist aus diesem Grund wichtig, da Kohlenhydrate den Blutzuckerspiegel direkt beeinflussen. Nach der Verdauung der Kohlenhydrate steigt der Blutzucker an und es wird Insulin ausgeschüttet. Wichtig bei Personen mit Diabetes Mellitus ist, dass sie den Blutzucker im Normalbereich halten. Ein zu hoher oder zu niedriger Blutzuckerspiegel belastet den Stoffwechsel. Der glykämische Index beschreibt die blutzuckersteigende Wirkung von Kohlenhydraten. Ein niedriger glykämischer Index kann den Blutzucker und die Insulinempfindlichkeit verbessern (Die Techniker, 2024b). Grundsätzlich kann die Patientin Zucker zu sich nehmen. Aufgrund ihrer Erkrankung sollte sie die Zuckerzufuhr jedoch auf 10 % der Gesamtenergie begrenzen. Dies entspricht einer Tageszufuhr an Zucker von 50 g (DAG - Deutsche Adipositas Gesellschaft e.V. et al., 2018, S. 20). Da die indischen Grundnahrungsmittel und Hauptkohlenhydratlieferanten Reis, Weizenbrot und gefüllte Teigtaschen sind, sollte die Patientin in ihren Speisen den Kohlenhydratanteil reduzieren, stattdessen den Gemüseanteil in ihren Mahlzeiten erhöhen. Um den Zuckeranteil pro Tag festzulegen, empfiehlt die Ernährungsberaterin der Patientin, dass sie ein Tee- oder Wasserglas mit dem Zucker befüllen soll, damit sie sieht, wieviel Zucker sie pro Tag zu sich nehmen darf (Barakat & Şat, 2020, S. 705). So kann die Patientin auch die traditionellen Getränke wie Lassi und Tee mit Honig/Zucker trinken.

Ein weiterer zu berücksichtigender Faktor ist die Zubereitung der Speisen durch die traditionell eingestellte Schwiegermutter. Die Beraterin empfiehlt der Patientin, der Schwiegermutter über die Umstellung des Ernährungsverhaltens zu berichten und die Speisenzubereitung dementsprechend anzupassen. Ob dies im Interesse der Schwiegermutter liegt, ist fraglich, da es in Indien typisch ist, dass die Schwiegermutter für den Haushalt, unter anderem für das Kochen, zuständig ist und die Schwiegertochter der Schwiegermutter daher untergestellt ist (Kumar et al., 2016, S. 630). Dies könnte möglicherweise zu einer Spannung bzw. Uneinigkeit zwischen den beiden führen.

Bezüglich der Traditionen und kulturellen Aspekte in der indischen Kultur empfiehlt die Ernährungsberaterin nichts zu verändern. Die traditionellen und kulturellen Vorlieben sollen beibehalten werden, denn der Geschmack dieser vertrauten, traditionellen Speisen und die Durchführung von Traditionen kann eine Orientierung an kulturelle Werte und Normen bieten und Erinnerungen aufrufen lassen (Flack, 2019, S. 181).

Um die Ergebnisse des Wiegeprotokolls beurteilen zu können, vereinbart die Ernährungsberaterin mit der Patientin einen erneuten Termin.

6.2 Empfehlungen für den Sohn und die Tochter

Die Patientin bittet die Beraterin ebenfalls, ihr ein paar Empfehlungen für ihre Kinder zu geben. Um Empfehlungen für ihre Tochter und ihren Sohn aussprechen zu können, muss zunächst ein

Gespräch mit diesen vereinbart werden. Um ein Gespräch mit ihnen vereinbaren zu können, müssen die Kinder damit einverstanden sein.

Der Sohn der Patientin hat diverse YouTube-Kanäle abonniert und möchte nicht der traditionellen, vegetarischen Ernährungsweise der Familie folgen. Auch als Vegetarier kann man Sport treiben und Bodybuilding ausüben. Zu empfehlen ist hier eine um 10 % erhöhte Proteinzufuhr, da Vegetarier, die Sport treiben, ein erhöhtes Risiko für eine ungenügende Energie- und Proteinaufnahme haben (Kopp & Nieß, 2018, S. 417). Pflanzliche Lebensmittel bieten eine gute Proteinquelle und fördern den Aufbau der Muskulatur. Gute Eiweißquellen sind Milchprodukte, Soja, Hanf, Amarant, Nüsse und Hülsenfrüchte (Großhauser, 2014, S. 84–85). Die Beraterin kann den Sohn der Patientin in einem Gespräch über die vegetarische Ernährung beim Sport aufklären und ihm die vegetarische Kostform zu Herzen legen.

Laut der Patientin ernährt sich ihre Tochter streng vegan und klagt häufig über Müdigkeit und Lustlosigkeit. Zur veganen Ernährung lässt sich sagen, dass das Meiden von Fleisch, Fisch sowie Eiern, Milch und Milchprodukten, zu einem erhöhten Risiko für Nährstoffdefizite führen kann (Hahn et al., 2018, S. 558). Für dieses Problem empfiehlt sich die Erhebung des Ernährungszustandes der Tochter. Diese ist Voraussetzung für eine individuelle und gezielte Behandlung. Zu diesen Erhebungen zählen anamnestische Befragungen und körperliche Untersuchungen und sollten vorerst von einem Arzt durchgeführt werden (Weimann et al., 2019, S. 68). Wichtige kritische Nährstoffe, die vom Arzt durch ein Blutbild untersucht werden sollten, sind Vitamin D, Vitamin A, Vitamin B12, Jod, Eisen, Zink und Kalzium (Hahn et al., 2018, S. 559). Erst nach Abklärung durch den Arzt kann die Ernährungsberaterin Empfehlungen aussprechen.

7 Fazit

Ziel der vorliegenden Fallstudie war es, Ernährungsempfehlungen für die Patientin sowie für ihre Familienmitglieder, unter Berücksichtigung der kulturellen, sozialen und emotionalen Einflüsse auf das Ernährungsverhalten, auszusprechen. Dabei wurden die wichtigsten Aspekte, auf die in einer Beratung Acht gegeben werden sollten, erfasst. Besonders wichtig sind hier vor allem die Kultur, Rituale und das Ernährungsverhalten. Diese Aspekte sowie Empathie, Flexibilität und Toleranz gegenüber der Patientin sind bei der Beratung von großer Bedeutung. Für die Beratung wurde das offene Gespräch zur Informationsermittlung gewählt, das durch eine Liste verschiedener Frage von der Beraterin gestützt wird. In diesem offenen Gespräch, indem zunächst ein Kennenlernen stattfindet und Vertrauen aufgebaut wird, erfährt die Ernährungsberaterin weitere Daten über die Patientin und hört ihr aktiv zu. Dies basiert auf einer kultursensiblen Basis. Als Ernährungserhebungsmethode wird das Wiegeprotokoll, eine prospektive Methode eingesetzt. Die verzehrten Lebensmittel werden, auf Empfehlung der Beraterin zunächst für vier Tage, vor dem Verzehr genauestens beschrieben und gewogen. So kann man eine Erhebung des Ernährungszustandes erhalten. Dies setzt jedoch Genauigkeit und Zeitaufwand voraus. Die Lebensmittelauswahl und die Menge werden dabei gemeinsam festgelegt. Dabei sind auf die Kultur, die Religion und die Emotionen auf das Essverhalten bei der Patientin zu achten. Besonders wichtig ist, dass die Empfehlungen auf Basis der Ernährungsvorlieben und Ernährungsgewohnheiten der Patientin basieren. Die vegetarische Kostform soll laut der Beraterin weitergeführt werden, jedoch sollte die Patientin die Kohlenhydrate sowie den Zucker reduzieren. Stattdessen soll sie den Gemüseanteil in ihren Mahlzeiten erhöhen. Im Hinblick auf die Kinder der Patientin lässt sich sagen, dass diesen ein Beratungsgespräch bei der Ernährungsberaterin zu empfehlen ist.

Anhang

Anhang I: Fragen im offenen Gespräch

1. Wie alt, groß und schwer sind Sie?
2. Haben Sie neben Diabetes Mellitus noch weitere Erkrankungen? Wenn ja: Welche?
3. Gibt es in Ihrer Familie noch weitere Erkrankungen? Wenn ja: Welche?
4. Nehmen Sie Genussmittel, wie Kaffee, Tee, Alkohol oder Zigaretten zu sich? Wenn ja: Wie viel pro Tag?
5. Wie viele Liter Wasser trinken Sie am Tag?
6. Leiden Sie unter Stress? Wenn ja: Ist der Stress alltagsbedingt oder berufsbedingt?
7. Welchen Beruf üben Sie aus?
8. Was machen Sie in Ihrer Freizeit? Haben Sie Hobbies?
9. Sind sie körperlich aktiv? Treiben Sie Sport? Wenn ja: Welchen Sport und wie viel pro Woche?
10. Essen Sie, wenn sie gestresst, wütend oder Ihnen langweilig ist?
11. Wie beschreiben Sie Ihr Essverhalten? Wie oft essen Sie am Tag? Nehmen Sie Zwischenmahlzeiten ein?
12. Wie wohl fühlen Sie sich in Deutschland?
13. Haben Sie Rituale und Traditionen? Wenn ja, führen Sie diese auch aus?
14. Können Sie Ihre Rituale und Traditionen nach Ihren Wünschen in Deutschland ausleben?
15. Was wünschen Sie sich für Ihre Familienmitglieder?
16. Sind Sie bereit, ein Wiegeprotokoll zur Ernährungserhebung zu führen?
17. Sind Sie bereit, Ihr Ernährungsverhalten, unter Berücksichtigung kultureller, sozialer und emotionaler Einflüsse, zu verändern?

Literaturverzeichnis

Aydınkoç-Tuzcu, K., Şat, S., Berger, F., Barakat, A., Danquah, I., Schindler, K., & Fasching, P. (2023). Diabetes und Migration (Update 2023). *Wiener klinische Wochenschrift, 135*(S1), 286–306. https://doi.org/10.1007/s00508-023-02175-7

Barakat, A., & Şat, S. (2020). Ernährung und Migration. *Der Diabetologe, 16*(8), 705–715. https://doi.org/10.1007/s11428-020-00681-0

Barlösius, E. (2016). *Soziologie des Essens: Eine sozial- und kulturwissenschaftliche Einführung in die Ernährungsforschung* (3. Auflage). Beltz Juventa.

Brombach, C. (2011). Soziale Dimensionen des Ernährungsverhaltens. *Ernährungs Umschau, 58 (6)*, 318–325. https://doi.org/10.4455/eu.2011.970

Bundesamt für Verbraucherschutz und Lebensmittelsicherheit, & Bundesinstitut für Arzneimittel und Medizinprodukte. (2020). *Gemeinsame Expertenkommission zur Einstufung von Stoffen. Stellungnahme zur Einstufung von Produkten der ayurvedischen Tradition (01/2020)*. https://www.bvl.bund.de/SharedDocs/Downloads/01_Lebensmittel/expertenkommission/Stellungnahme_Ayurveda.pdf?__blob=publicationFile&v=2

DAG - Deutsche Adipositas Gesellschaft e.V., DDG - Deutsche Diabetes Gesellschaft, & DGE - Deutsche Gesellschaft für Ernährung e.V. (2018). *Quantitative Empfehlung zur Zuckerzufuhr in Deutschland*. https://www.ddg.info/fileadmin/user_upload/09_Presse/diabetes_Zeitung/2019/20181220Konsensuspapier_Zucker_DAG_DDG_DGE_2018.pdf

Die Techniker. (2024a). *Die indische Küche und Esskultur*. https://www.tk.de/techniker/magazin/ernaehrung/themenspezial-ernaehrung/eat-around-the-world/die-indische-kueche-und-esskultur-2104542?tkcm=aaus Die Techniker. (2024). Die indische Küche und Esskultur. https://www.tk.de/techniker/magazin/ernaehrung/themenspezial-ernaehrung/eat-around-the-world/die-indische-kueche-und-esskultur-2104542?tkcm=aaus [letzter Zugriff: 24.08.2024]

Die Techniker. (2024b). *Ernährung bei Diabetes mellitus*. https://www.tk.de/techniker/krankheit-und-behandlungen/erkrankungen/behandlungen-und-medizin/diabetes/ernaehrung-bei-diabetes-mellitus-2015400 [letzter Zugriff: 24.08.2024]

Fachgesellschaft für Ernährungstherapie und Prävention (FET). (2024). *Anamnese und Anamnesebogen*. https://fet-ev.eu/anamnese-anamnesebogen/ [letzter Zugriff: 24.08.2024]

Flack, A. (2019). Ernährung und Gesundheit im Kontext von Migration. Bewertung von Lebensmitteln und Speisen aus kulturwissenschaftlicher Sicht. *Ernährung im Fokus, 3*, 180–183.

Fritsche, A., & Elbelt, U. (2018). Diabetes mellitus Typ 1 und 2 und metabolisches Syndrom. In H. K. Biesalski, S. C. Bischoff, & M. Pirlich (Hrsg.), *Ernährungsmedizin. Nach dem Curriculum*

Ernährungsmedizin der Bundesärztekammer (5., vollständig überarbeitete und erweiterte Auflage, S. 654–670). Georg Thieme Verlag.

Geiger, I. K. (2007). Ess-Kulturen. Ernährung im multikulturellen Kontext verstehen—Teil 1. *Ernährungs-Umschau, 54*(1), 23–26.

Großhauser, M. (2014). *Ernährung im Sport für Vegetarier and Veganer*. Meyer & Meyer Verlag.

Hahn, A., Ströhle, A., & Biesalski, H. K. (2018). Mikronährstoffsupplemente. In H. K. Biesalski, S. C. Bischoff, & M. Pirlich (Hrsg.), *Ernährungsmedizin. Nach dem Curriculum Ernährungsmedizin der Bundesärztekammer* (5., vollständig überarbeitete und erweiterte Auflage, S. 552–568). Georg Thieme Verlag.

Hauner, H., Beyer-Reiners, E., Bischoff, G., Breidenassel, C., Ferschke, M., Gebhardt, A., Holzapfel, C., Lambeck, A., Meteling-Eeken, M., Paul, C., Rubin, D., Schütz, T., Volkert, D., Wechsler, J., Wolfram, G., & Adam, O. (2019). Leitfaden Ernährungstherapie in Klinik und Praxis (LEKuP). *Aktuelle Ernährungsmedizin, 44*(06), 384–419. https://doi.org/10.1055/a-1030-5207

Heidenhof, F. (2014). Essen für eine Milliarde Menschen: Indien. *Ernährung im Fokus, 11*, 1–4.

Hirsch, A. (2008). Grundüberlegungen einer personenzentrierten Ernährungsberatung. *Ernährungs-Umschau, 55*(6), 354–361.

Hutter, M. (2011). Die Brahmanen: Ritualspezialitäten und religiöse Lehrer als Vermittler des Dharma auf dem Weg zur Erlösung. *Religionen unterwegs, 17*(3), 18–23.

Jürgenmeyer, C., & Rösel, J. (2010). Hierarchie und Differenz: Die indische Kastengesellschaft. *Bürger & Staat, 30*, 206–214. https://doi.org/10.11588/XAREP.00001102

Koctürk, T. (1995). Structure and change in food habits. *Scandinavian Journal of Nutrition, 39*, 2–4.

Kopp, C., & Nieß, A. (2018). Sport und Ernährung. In H. K. Biesalski, S. C. Bischoff, & M. Pirlich (Hrsg.), *Ernährungsmedizin. Nach dem Curriculum Ernährungsmedizin der Bundesärztekammer* (5., vollständig überarbeitete und erweiterte Auflage, S. 406–418). Georg Thieme Verlag.

Kumar, A., Bordone, V., & Muttarak, R. (2016). Like Mother(-in-Law) Like Daughter? Influence of the Older Generation's Fertility Behaviours on Women's Desired Family Size in Bihar, India. *European Journal of Population, 32*(5), 629–660. https://doi.org/10.1007/s10680-016-9379-z

Leitzmann, C. (2018). Alternative Kostformen. In H. K. Biesalski, S. C. Bischoff, & M. Pirlich (Hrsg.), *Ernährungsmedizin. Nach dem Curriculum Ernährungsmedizin der Bundesärztekammer* (5., vollständig überarbeitete und erweiterte Auflage, S. 426–434). Georg Thieme Verlag.

Macht, M. (2005). Essen und Emotion. *Ernährungs-Umschau, 52*(8), 304–308.

Michael, A., & Baumann, M. M. (Hrsg.). (2016). *Indien verstehen: Thesen, Reflexionen und Annäherungen an Religion, Gesellschaft und Politik.* Springer VS.

Müller, M. H.-P. (Hrsg.). (2024). *Indien im 21. Jahrhundert—Auf dem Weg zur postindustriellen Ökonomie. India in the 21st Century - On its way to a post-industrial economy.* Springer Gabler. https://doi.org/10.1007/978-3-658-43014-6

Rösel, J. (2010). *Indische Speiserituale und die Speise des Herrn der Welt (I).* suedasien.info. http://www.suedasien.info/analysen/2794.html [letzter Zugriff: 24.08.2024]

Straßburg, A. (2010). Ernährungserhebungen. Methoden und Instrumente. *Ernährungs-Umschau, 57*(8), 422–430.

Weimann, A., Schütz, T., Ohlrich-Hahn, S., Fedders, M., & Grünewald, G. (2019). *Ernährungsmedizin, Ernährungsmanagement, Ernährungstherapie: Interdiszipläner Praxisleitfaden für die klinische Ernährung* (2., überarbeitete und erweiterte Auflage). ecomed Medizin.

Wurzbacher, C. (2011). Ernährungsberatung bei Menschen mit Migrationshintergrund. Teil 1: Gesundheit und Krankheit in der Sicht anderer Kulturen und Religionen. *E&M - Ernährung und Medizin, 26*(03), 124–130. https://doi.org/10.1055/s-0031-1286131

Wurzbacher, C. (2012). Ernährungsberatung bei Menschen mit Migrationshintergrund. Teil 2: Erfahrungen zu Ernährungstherapie. *E&M - Ernährung und Medizin, 27*(01), 29–33. https://doi.org/10.1055/s-0031-1298081